BIBLIOTHÈQUE GÉNÉRALE DE MÉDECINE

TRAITEMENT DE LA TUBERCULOSE PULMONAIRE PAR LES INJECTIONS HYPODERMIQUES D'ARISTOL

COMMUNICATION A L'ACADÉMIE DE MÉDECINE
Séance du 4 Août 1891

PAR

LE Dr A. NADAUD
DE LA FACULTÉ DE PARIS

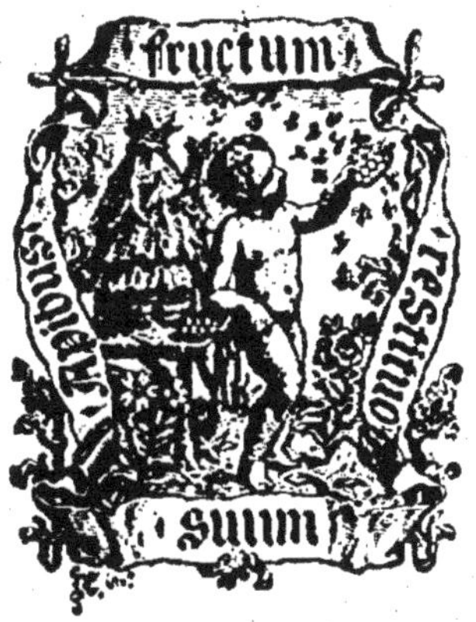

PARIS
SOCIÉTÉ D'ÉDITIONS SCIENTIFIQUES
PLACE DE L'ÉCOLE-DE-MÉDECINE
4, RUE ANTOINE-DUBOIS, 4

1891

TRAITEMENT

DE LA

TUBERCULOSE PULMONAIRE

PAR LES

INJECTIONS HYPODERMIQUES D'ARISTOL

La *Société d'Éditions scientifiques*, établie sur les bases de la **Mutualité**, a pour principe de partager par moitié, entre les auteurs et elle, *tout bénéfice* résultant de la vente des ouvrages.

Elle a édité en 1890 plus de cent volumes, par ce système d'association avec les auteurs.

BIBLIOTHÈQUE GÉNÉRALE DE MÉDECINE

TRAITEMENT
DE LA
TUBERCULOSE PULMONAIRE
PAR LES
INJECTIONS HYPODERMIQUES D'ARISTOL

COMMUNICATION A L'ACADÉMIE DE MÉDECINE
Séance du 4 Août 1891

PAR

LE Dr A. NADAUD
DE LA FACULTÉ DE PARIS

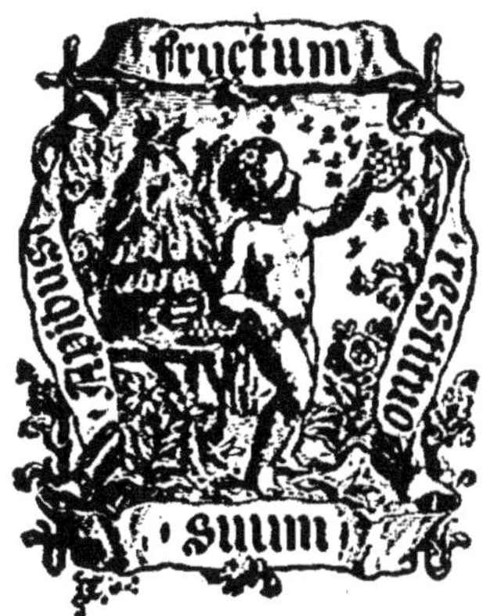

PARIS
SOCIÉTÉ D'ÉDITIONS SCIENTIFIQUES
PLACE DE L'ÉCOLE-DE-MÉDECINE
4, RUE ANTOINE-DUBOIS, 4

1891

TRAITEMENT
DE LA TUBERCULOSE PULMONAIRE
PAR LES INJECTIONS HYPODERMIQUES D'ARISTOL

I

J'ai été amené à employer l'aristol en injections hypodermiques, dans le traitement de la tuberculose pulmonaire, à la suite de circonstances que je ne crois pas inutile de faire connaître au début de ce travail.

Frappé des résultats, le plus souvent négatifs, que l'on obtient avec l'iodoforme, dans le traitement de certaines plaies de nature tuberculeuse ou scrofuleuse, je me demandais depuis longtemps si la réputation de ce corps, au point de vue de ses propriétés antiseptiques, n'était point considérablement surfaite et même si la vogue dont il jouit, depuis de longues années, n'est pas due uniquement à l'odeur si pénétrante qui lui est propre.

Les travaux de deux Allemands, MM. Heyn et Rovsing, publiés en 1888, confirmèrent absolument mes observations personnelles, en démontrant que la plupart des cultures de microbes et, en particulier, des microbes de la suppuration ne sont nullement influencées par l'iodoforme et se montrent aussi fertiles que celles qui n'ont point reçu d'iodoforme.

Un peu plus tard, M. le Dr Dubreuilh, de Bordeaux, dans un excellent article, inséré au *Bulletin médical,* établit nettement que, si l'iodoforme peut rendre quelques services, ce n'est que dans les plaies superficielles, fraîches et aseptiques, en formant une sorte de vernis protecteur. Dans les plaies profondes, au contraire, les sécrétions s'accumulent sous la croûte formée par l'iodoforme, l'agent infectieux se développe et le médicament est sans action aucune sur lui.

D'après le même auteur, le bacille de la tuberculose n'est pas plus influencé par l'iodoforme que les microbes de la suppuration ; seul, le spirille du choléra se montrerait sensible à l'action de l'iodoforme.

C'est sous l'influence de ces idées que je cherchai à substituer à l'iodoforme, dans le pansement des plaies tuberculeuses ou scrofuleuses, un agent plus efficace et plus énergique. J'essayai successivement l'iodol et l'aristol et mon choix s'arrêta définitivement sur le second de ces corps qui, en certains cas, me donna des résultats absolument favorables.

C'est sur un enfant de quatorze ans, manifestement

tuberculeux, que j'employai l'aristol pour la première fois. Cet enfant portait, au niveau de la malléole interne de la jambe gauche, une plaie très étendue et tendant à s'agrandir de jour en jour, de mauvais aspect et ayant résisté aux différents pansements antiseptiques (acide phénique, sublimé, iodoforme) et même aux cautérisations au fer rouge. Dès les premiers pansements que je fis avec l'aristol en poudre, la plaie se nettoya, bourgeonna franchement et la cicatrisation fut obtenue en moins d'un mois.

Mon deuxième essai porta sur une femme de trente-cinq ans, de tempérament scrofuleux, qui présentait, au moment où elle vint à ma consultation, une plaie ulcéreuse de l'aile gauche du nez, tellement profonde qu'elle avait amené une perforation complète des parties molles, sur une étendue de 2 centimètres environ de diamètre. Étais-je en présence d'un cas de *Lupus exedens?* Je n'oserais l'affirmer positivement, n'ayant point vu la maladie à son début ; mais, ce que je puis dire, c'est que, sous l'influence des pansements à l'aristol, l'aspect de la plaie se modifia en quelques jours, qu'un bourgeonnement très actif combla rapidement la perte de substance et qu'au bout de deux semaines la perforation n'existait plus, que la gérison était complète.

A partir de ce moment, je remplaçai d'une manière absolue, dans ma pratique chirurgicale, l'iodoforme par l'aristol et les résultats, pour n'avoir pas été, dans tous les cas, aussi éclatants que dans ceux que je viens de rapporter, n'en constituent pas moins un ensemble incontestablement meilleur que ceux que j'obtenais avec l'iodoforme.

Dès le début de mes essais, désireux de m'éclairer sur les propriétés plus ou moins toxiques de l'aristol, administré à l'intérieur, je commençai, sur des animaux, une série d'expériences qui dura un mois.

Sur des lapins, je pratiquai des injections intra-musculaires d'aristol, en commençant par 1 centigramme pour arriver à 5 centigrammes ; je ne constatai jamais aucun phénomène d'empoisonnement, aucun trouble digestif ou circulatoire. L'accroissement de poids fut, au contraire, la règle générale.

A des chiens, j'arrivai à faire prendre, par la voie stomacale, jusqu'à 1 gramme du médicament sans le moindre inconvénient. Je suis persuadé que j'aurais pu aller, sans danger, bien au-delà de cette dose.

Assuré dès lors de n'exposer mes malades à aucun péril, je n'hésitai pas à pratiquer des injections hypodermiques d'une soluion que je formulai comme suit :

Huile d'amandes douces stérilisée.	100 centimètres cubes.
Aristol.	1 gramme.

Je me suis toujours tenu depuis à cette formule, bien

que la solubilité de l'aristol dans les huiles permette d'augmenter cette proportion.

C'est sur un enfant de sept ans que je commençai ma série d'injections. Cet enfant qui, à la suite d'une coxalgie, a présenté de nombreux abcès, a conservé un trajet fistuleux suppurant abondamment depuis plusieurs années.

Je pratiquai des injections de ma solution d'aristol, à la dose de 1 centimètre cube par jour, dans le voisinage du trajet fistuleux ; dès la septième injection on pouvait constater une diminution notable de la suppuration ; à la quinzième injection la suppuration était à peu près tarie et lorsque je cessai le traitement, au bout de vingt-cinq jours, le trajet fistuleux semblait définitivement oblitéré.

II

J'arrive maintenant à l'application des injections hypodermiques d'aristol, au traitement de la tuberculose pulmonaire, application qui ne fut que la conséquence toute naturelle des essais que je viens de faire connaître.

Voici l'observation du premier cas que je soignai par ce procédé :

N..., vingt-neuf ans, tonnelier, d'un tempérament lymphatique, ayant de nombreux antécédents tuberculeux dans sa famille, tousse depuis 1884, à la suite, dit-il, d'une bronchite contractée en Afrique. Son état s'est aggravé progressivement, et, depuis quelques mois, il est arrivé à un degré de faiblesse qui ne lui permet plus de se livrer aux travaux de sa profession. Il n'a cependant pas maigri d'une façon considérable, l'appétit s'étant maintenu jusqu'alors ; l'aspect général n'est pas trop mauvais.

La toux, très fréquente pendant le jour, est presque continuelle pendant la nuit, l'expectoration extrêmement abondante ; les sueurs nocturnes se produisent avec une intensité peu ordinaire ; c'est même là le symptôme qui préoccupe le plus le malade et qui le décide à se soumettre à mon traitement.

Chaque soir, la température de mon malade dépasse 38°, alors qu'au matin et pendant la journée elle est presque toujours inférieure à 37°.

L'examen microscopique des crachats révèle la présence des bacilles.

Au point de vue des signes stéthoscopiques : diminution notable du bruit respiratoire dans le tiers supérieur des deux poumons, craquements secs dans les fosses sus-épineuses des deux côtés, râles de bronchite disséminés dans toute la poitrine; matité sous les deux clavicules.

Je commence le traitement par une injection quotidienne de 1 centimètre cube de ma solution. Au bout de trois jours, je pratique une injection matin et soir.

Dès le sixième jour, la toux, l'expectoration, les sueurs nocturnes diminuent; vers le dixième jour, les sueurs cessent complètement et ne reparaissent plus depuis cette époque.

Le quinzième jour, la toux a cessé et l'expectoration se borne à deux ou trois crachats expulsés chaque matin.

Le malade, qui a vu ses forces revenir très rapidement, se considère comme guéri et reprend son travail à mon insu.

Je continue les injections jusqu'au vingt-sixième jour, époque où je cesse tout traitement.

Depuis ce moment, c'est-à-dire depuis plus de quatre mois, N... jouit, en apparence du moins, d'une santé parfaite et se livre sans fatigue à tous les travaux de sa profession.

Le traitement, comme on le voit, a consisté *uniquement* en injections d'aristol, et je n'ai pas dépassé la dose quotidienne de 2 centimètres cubes de ma solution.

Je dois dire, pour être exact, que, lorsque je cessai le traitement, je constatai encore quelques craquements secs très largement espacés; à part ce signe, la respiration était normale et le murmure vésiculaire se percevait également des deux côtés.

S'il n'y a point, dans le cas que je viens de rapporter, guérison dans le sens absolu du mot, puisque quelques craquements persistent, on ne saurait nier que, sous l'influence de l'aristol, il n'y ait eu un arrêt brusque dans la marche de la maladie.

Le bacille a perdu, à coup sûr, de sa virulence et aujourd'hui il constitue plutôt une menace perpétuelle qu'un danger immédiat pour la vie du malade.

C'est, du reste, le cas de tous les phtisiques, prétendus guéris, ainsi que l'a parfaitement établi le docteur Wolf, au Congrès de médecine interne de Wiesbaden, en 1890, par le fait suivant : une malade, chez laquelle la guérison de lésions pulmonaires tuberculeuses avait été dûment constatée, succomba quatorze ans plus tard, à la suite de l'extirpation d'une tumeur utérine ; à l'autopsie, on découvrit une petite cicatrice dans le poumon droit et dans cette cicatrice — c'est là le point intéressant — on trouva des bacilles de Koch se colorant parfaitement et, par conséquent, susceptibles de se reproduire.

La présence du bacille n'est point incompatible, on le voit, avec la continuation de la vie, ni même avec une apparence de santé : dans l'état actuel de la science, nous devons, je crois, borner notre ambition à ces guérisons relatives.

Je vais rapporter une deuxième observation qui démontre d'une façon encore plus évidente l'action de l'aristol sur les manifestations de la tuberculose pulmonaire.

Femme P..., quarante ans, journalière, mère de six enfants, pas d'antécédents héréditaires ; a commencé à tousser dans les premiers jours de novembre dernier ; a eu une première hémoptysie vers la fin de décembre ; au mois de février, nouvelles hémoptysies, tellement abondantes qu'elles font craindre une terminaison fatale, à bref délai.

C'est à ce moment que je suis appelé à la voir ; je constate un amaigrissement considérable, une toux très fréquente, s'accompagnant d'une expectoration muco-purulente ; sueurs abondantes chaque nuit ; appétit absolument nul ; vomissements fréquents après les quintes de toux ; tendance à la diarrhée.

L'auscultation me révèle l'existence de craquements humides des deux côtés, mais plus nombreux à gauche, respiration soufflante et expiration très prolongée, surtout au niveau de la fosse sous-épineuse gauche ; sub-matité sous les deux clavicules, plus accentuée à gauche.

Malgré un état général extrêmement mauvais, je commence le traitement par une injection quotidienne de ma solution, à la dose de 1 centimètre cube ; je porte la dose à 2 centimètres cubes le troisième jour et à 3 centimètres le cinquième jour : il y avait nécessité d'agir promptement.

Dès le sixième jour, diminution de la toux et de l'expectoration ; suppression des sueurs nocturnes ; l'appétit se réveille.

Au douzième jour, la toux et l'expectoration ont à peu près cessé ; l'appétit est excellent ; il n'y a eu ni diarrhée, ni vomissements, depuis le début du traitement.

A partir de ce moment, l'amélioration s'accentue tellement que ma malade, qui sent ses forces revenir de jour en jour, ne se soumet plus qu'avec peine aux injections quotidiennes ; elle se prétend guérie et demande à reprendre son travail ; c'est avec difficulté que je parviens à la décider à continuer le traitement jusqu'au vingt-cinquième jour.

L'auscultation, à ce moment, me révèle seulement quelques craquements dans la fosse sous-épineuse gauche ; je ne perçois ni souffle, ni aucun autre bruit morbide.

Quinze jours après la cessation du traitement, la malade recommence à tousser, l'appétit disparaît et une nouvelle hémoptysie se déclare.

Cette hémoptysie, peu abondante, du reste, est enrayée facilement, et la malade me demande à reprendre le traitement.

Cette fois encore, l'amélioration est aussi rapide que précédemment, et, dès le septième ou huitième jour, la toux a cessé l'appétit est revenu, et l'état général, qui avait périclité un moment, reprend un caractère satisfaisant.

Je continue le traitement pendant vingt jours et suis obligé de l'interrompre après ce laps de temps, ma malade ayant besoin de reprendre ses occupations.

Le traitement de la femme P... a consisté *uniquement* en injections d'aristol, et je n'ai jamais dépassé la dose quotidienne de 3 centimètres cubes de ma solution.

Je dois dire que la femme P... se trouve dans les conditions les plus défavorables, tant au point de vue de l'hygiène de l'habitation qu'à celui du bien-être et des soins que son état nécessiterait.

Cette observation démontre nettement l'influence favorable de l'aristol, puisque par deux fois j'ai pu, chez la même malade, enrayer, en peu de jours, des manifestations graves.

Elle prouve encore que si, après une première série d'injections, la virulence bacillaire n'a pas été suffisamment amoindrie elle a été du moins atteinte, puisque la deuxième poussée a été beaucoup moins accentuée et qu'il a été facile d'y porter remède.

Je craindrais de rendre ce travail long et fastidieux en rapportant de nouvelles observations.

Je me bornerai à dire que sur vingt-trois malades, soignés jusqu'à ce jour par les injections d'aristol, *sans aucune autre médication*, j'ai obtenu les résultats suivants :

Dans sept cas j'ai obtenu une amélioration telle qu'on pourrait croire à une guérison complète. Cette amélioration se maintient depuis trois et quatre mois. La durée du traitement a varié entre vingt-cinq et trente jours.

Dans cinq cas, après une amélioration rapide, j'ai vu, dans le mois qui suivait la cessation du traitement, reparaître quelques accidents qui ont nécessité une seconde série d'injections. Généralement la rechute a été peu grave et tous les malades de cette catégorie ont repris depuis deux mois au moins, leurs occupations habituelles. Jusqu'à ce jour je n'ai jamais été obligé de recourir à une troisième série d'injections sur le même malade.

J'ai trouvé trois malades absolument réfractaires à l'action du médicament : ces malades qui présentaient tous de vastes cavernes n'ont été aucunement influencés par l'aristol, pas plus dans l'état général que dans les manifestations pulmonaires. J'ai dû, après une série de vingt-cinq injections et en présence du résultat négatif, modifier mon traitement dans le sens que j'indiquerai plus loin.

Deux de mes malades sont morts pendant le cours du traitement : l'un de diphtérite, l'autre de péritonite tuberculeuse.

Enfin six sont encore en traitement et présentent pour la plupart une amélioration sensible.

L'aristol agit très rapidement — c'est là un des caractères sur lequel je tiens à attirer l'attention — sur les manifestations pulmonaires, mais son action est aussi marquée sur l'état général qu'il relève en améliorant la nutrition. Il est donc de règle, à peu près constante, d'enregistrer une augmentation du poids des malades soumis à ce traitement. Ne devons-nous pas reconnaître dans ce fait l'influence de l'iode qui, comme on le sait, à petites doses, favorise l'assimilation et les échanges nutritifs ?

Il est nécessaire toutefois que le médicament soit appliqué de bonne heure ; chez les malades à cavernes ou chez ceux dont l'état général est absolument mauvais je l'ai presque toujours trouvé impuissant.

Je n'ai jamais remarqué aucun trouble fonctionnel à la suite de l'introduction de l'aristol dans l'organisme humain ; jamais de diarrhée, jamais de vomissements, presque toujours, au contraire, j'ai vu se réveiller l'appétit vers le septième ou le huitième jour du traitement.

La seule particularité que je tienne à signaler est un peu de sécheresse de la gorge qui se produit quelques fois dans les premiers jours. Cette sécheresse disparaît du reste, d'elle-même, sans qu'il soit nécessaire d'interrompre les injections.

J'attribue cette sécheresse de la gorge à l'élimination de l'iode qui se fait en grande partie par la respiration, ainsi que j'ai pu m'en assurer en faisant barboter l'air expiré par quelques-uns de mes malades dans une solution d'amidon qui, sous l'influence du perchlorure de fer ou de l'acide azotique fumant, présentait, au bout de peu de temps, des traces d'une coloration violette caractéristique.

Pour qu'on arrive à trouver des traces d'iode dans l'urine, il faut que les doses d'aristol aient été beaucoup plus considérables que celles que j'emploie habituellement. Chez les animaux, au cours de mes expériences, j'ai constaté quelquefois la présence de l'iode dans l'urine, jamais chez l'homme. Peut-être aussi ne disposé-je pas de moyens d'investigation assez précis?

La douleur locale, consécutive à l'injection d'aristol, est beaucoup moins accusée qu'avec la plupart des autres agents antiseptiques; je n'ai jamais observé aucune inflammation, aucune induration, aucun abcès au voisinage de la piqûre.

L'aristol dont je me sers est préparé selon la formule de MM. Quinquaud et Fourmioux, communiquée à la Société de Biologie.

En résumé, je considère l'aristol, non seulement comme un antiseptique pulmonaire très avantageux contre les premières manifestations de la phtisie, mais encore comme un modificateur puissant de la nutrition chez le tuberculeux.

Loin de moi la pensée de le présenter comme le spécifique de la tuberculose pulmonaire; je crois seulement qu'il satisfait à ces deux indications fondamentales de tout traitement anti-tuberculeux :

Amoindrir la virulence et le pouvoir reproducteur du bacille; relever l'état général du phtisique.

III

J'ai dit plus haut que, dans certains cas — et ce sont ceux où les lésions pulmonaires sont très avancées — j'avais dû modifier mon traitement.

La modification a consisté, en ce qui concerne l'injection hypodermique, à ajouter à ma solution une certaine quantité de *créosote purifiée.*

Voici du reste ma formule :

Huile d'amandes douces stérilisée.	100 centimètres cubes.
Créosote purifiée.	5 grammes.
Aristol	1 gramme.

Je n'emploie que la créosote *purifiée,* d'après le procédé de M. Catillon, car je trouve, dans ce médicament ainsi préparé, une action bien plus énergique et bien plus constante que dans le gaïacol, qui pourtant doit être lui-même préféré à la créosote ordinaire du commerce pour les injections hypodermiques.

Avec cette injection, dans quatre cas, sur une quinzaine de malades traités, j'ai obtenu une amélioration assez considérable au point de vue de la toux, de l'expectoration et de la fièvre vespérale.

L'appétit s'est relevé et les malades ont repris un certain degré d'embonpoint.

Chez six autres, le traitement a dû être interrompu à plusieurs reprises, en raison des troubles gastriques qui survenaient ; mais, chez la plupart de ces malades, la tolérance s'est établie et il y a eu, comme résultat, une amélioration qui, pour s'être fait attendre, ne s'est pas moins produite d'une façon manifeste.

Enfin, chez les derniers, j'ai vu la maladie suivre son cours sans être aucunement influencée par la médication.

L'injection hypodermique de créosote purifiée et d'aristol, quand elle est bien tolérée par l'organisme — et on arrive toujours à obtenir cette tolérance en agissant avec méthode — est donc susceptible de rendre de réels services dans la phtisie au troisième degré, mais son usage doit être pour ainsi dire continu, avec des interruptions de deux ou trois jours seulement par mois, car j'ai remarqué plusieurs fois que lorsque, après une amélioration notable, on se croyait en droit d'arrêter le traitement, on ne tardait pas à voir les accidents se reproduire très vite et avec une grande intensité.

J'ai pour principe, ainsi qu'on a pu le voir par mes formules, de ne donner les antiseptiques pulmonaires qu'à faibles doses, car depuis que je m'occupe du traitement des affections tuberculeuses, j'ai toujours remarqué que ce ne sont point les doses massives — pas plus, du reste, que les antiseptiques extrêmement énergiques — qui donnent les résultats les plus favorables.

Mais je suis absolument partisan des petites doses fréquemment répétées ; aussi, toutes les fois que cela est possible, n'hésité-je point à pratiquer une injection matin et soir, persuadé qu'il y a plus d'avantages à maintenir continuellement l'agent infectieux sous l'influence d'un médicament qui doit amener sa déchéance progressive, qu'à chercher à le supprimer brusquement, au détriment peut-être de cet élément si fragile qu'on appelle le globule sanguin.

Tours, imp. Deslis Frères, 6, rue Gambetta.

Tours. — Imprimerie DESLIS FRÈRES

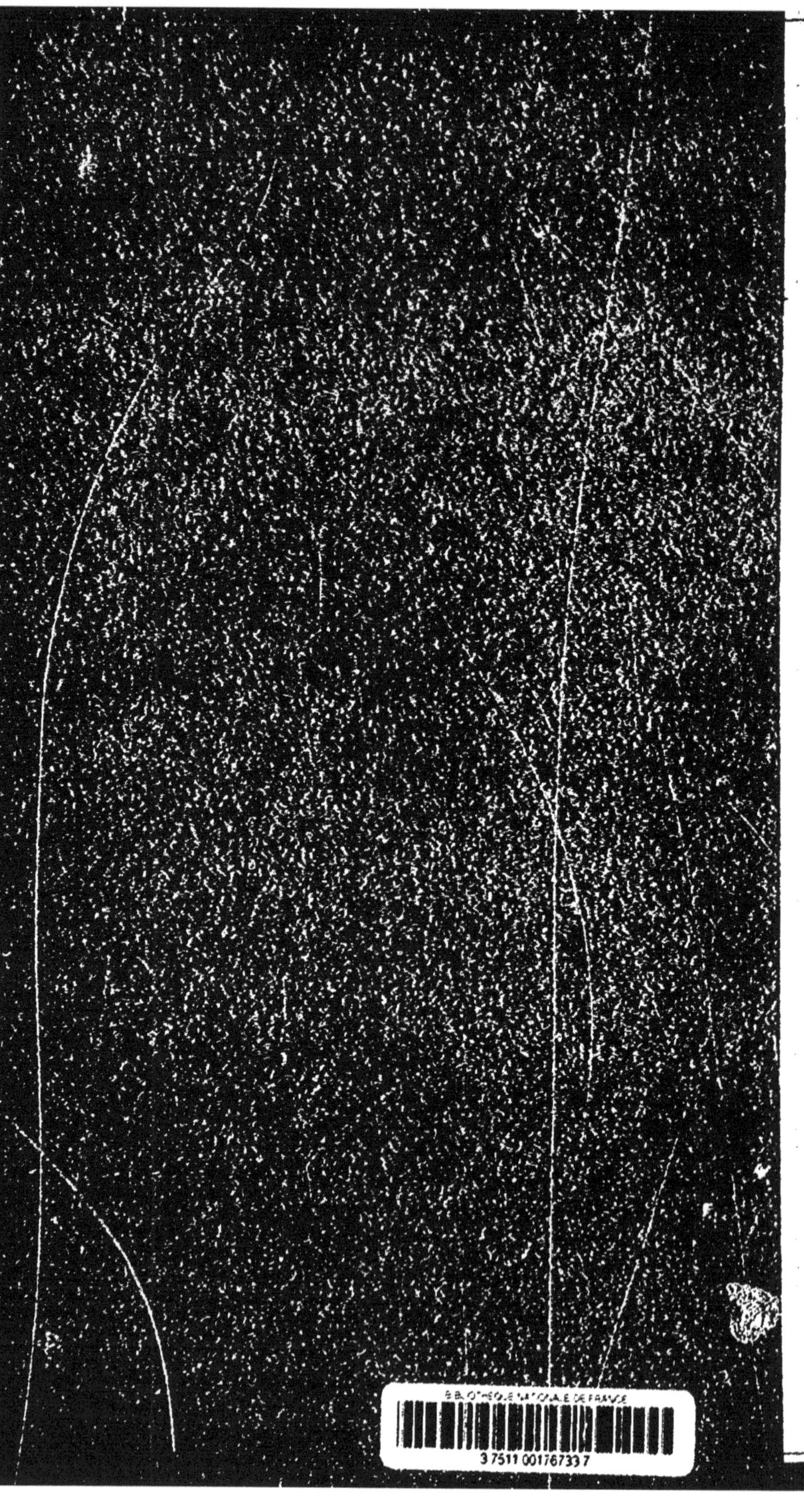
37511 00176733 7

www.ingramcontent.com/pod-product-compliance
Ingram Content Group UK Ltd.
Pitfield, Milton Keynes, MK11 3LW, UK
UKHW021037200726
13857UKWH00005B/1776